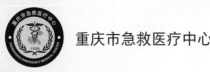

重庆市急救医疗中心 | 重庆市第四人民医院
重庆大学附属中心医院

公众急救手册图文版（一）

心脏骤停急救篇

FIRST AID FOR CARDIAC ARREST

顾　问　幸奠国

主　编　马　渝　董　颀

副主编　费夕丰　王　玉　游荣莉　程　瑞

编　委　张　颖　高　英　褚静鑫　熊　丽　赵金川

罗昌慧　李　雯　姚　静　陈　英　何春林

任　伟

图片设计制作　何春林

重庆大学出版社

图书在版编目（CIP）数据

公众急救手册：图文版.一,心脏骤停急救篇/马
渝,董荔主编.--重庆：重庆大学出版社,2022.3
ISBN 978-7-5689-3181-6

Ⅰ.①公… Ⅱ.①马…②董… Ⅲ.①急救—手册②
心脏骤停—复苏—手册 Ⅳ.① R459.7-62 ② R459.7-62

中国版本图书馆 CIP 数据核字（2022）第 041787 号

公众急救手册图文版（一）
心脏骤停急救篇
GONGZHONG JIJIU SHOUCE TUWEN BAN (YI)
XINZANG ZHOUTING JIJIU PIAN
主 编：马 渝 董 荔
副主编：费夕丰 王 玉 游荣莉 程 瑞
策划编辑：胡 斌
责任编辑：胡 斌 版式设计：张 晗
责任校对：王 倩 责任印制：张 策
＊
重庆大学出版社出版发行
出版人：饶帮华
社址：重庆市沙坪坝区大学城西路21号
邮编：401331
电话：（023）88617190 88617185（中小学）
传真：（023）88617186 88617166
网址：http://www.cqup.com.cn
邮箱：fxk@cqup.com.cn（营销中心）
全国新华书店经销
重庆俊蒲印务有限公司印刷
＊
开本：889mm×1194mm 1/32 印张：0.75 字数：23千
2022年3月第1版 2022年3月第1次印刷
ISBN 978-7-5689-3181-6 定价：30.00元

目　录

第一部分

心肺复苏术
（成人）

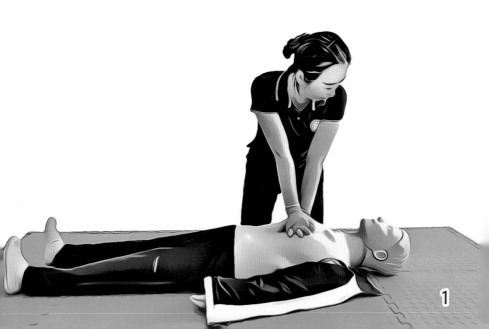

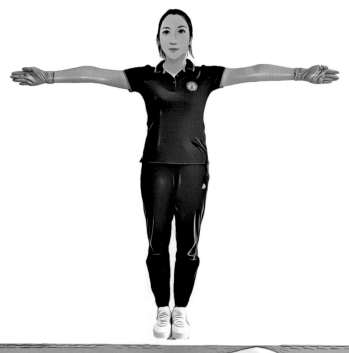

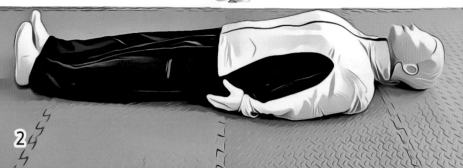

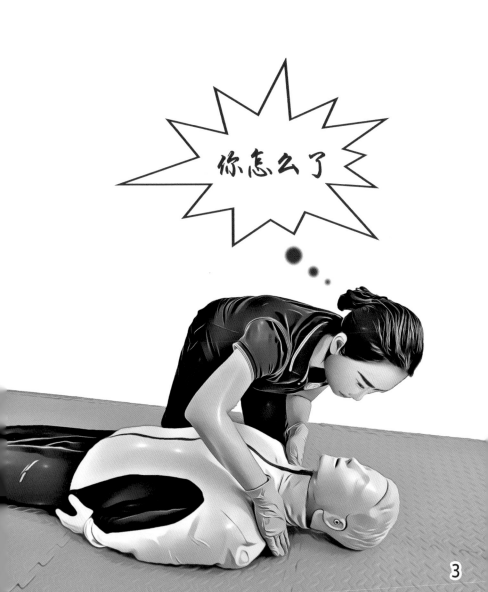

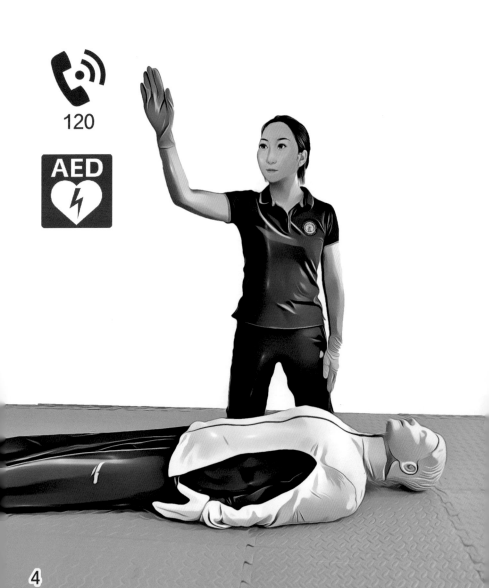

120

AED

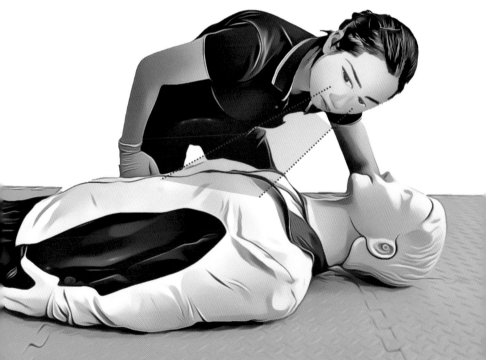

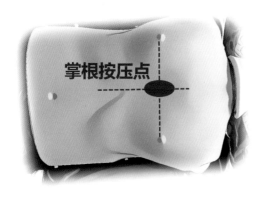

掌根按压点

- □ 位置:掌根置于两乳头连线中点
- □ 深度:至少 5 厘米
- □ 频率:100~120 次 / 分
- □ 尽量减少按压中断
- □ 按压后让胸部回弹

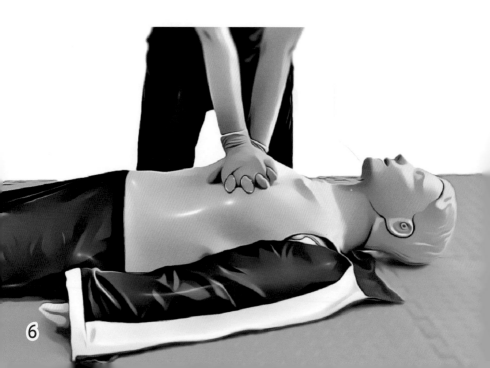

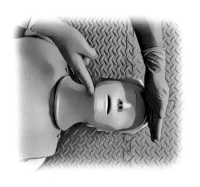
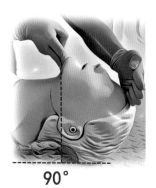

90°

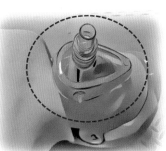

口袋面罩

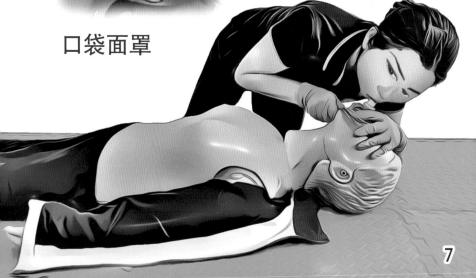

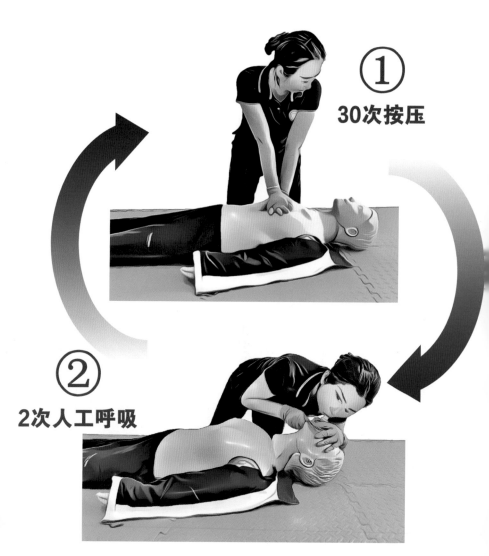

① 30次按压

② 2次人工呼吸

第二部分

自动体外除颤仪
（AED）的使用

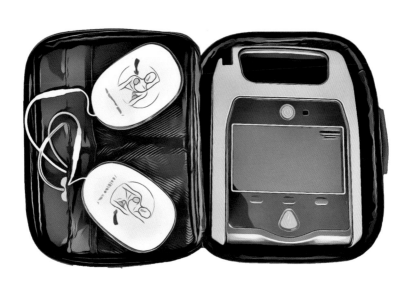

开机：启动AED

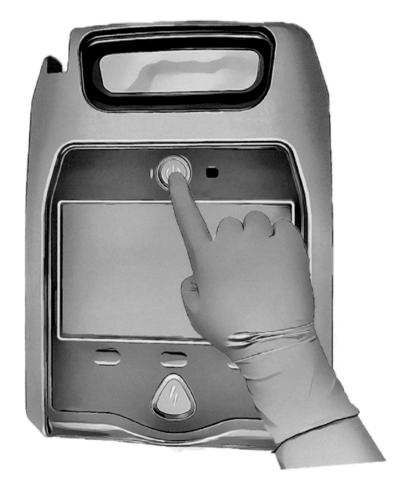

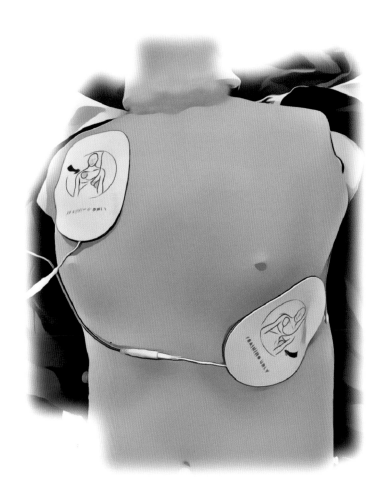

连接：接头插入 AED 装置

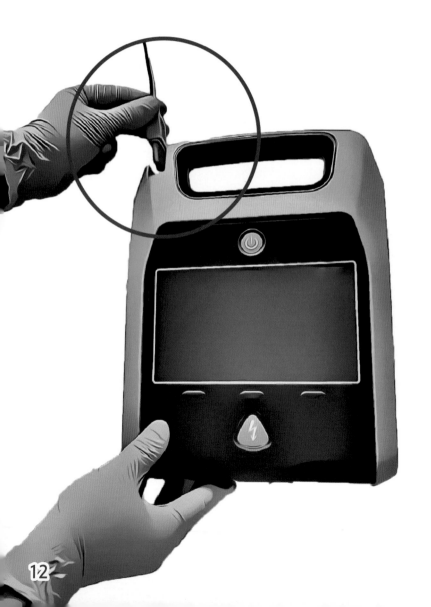

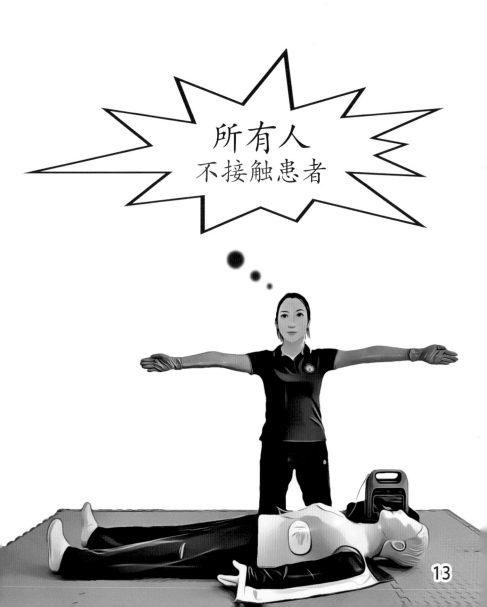

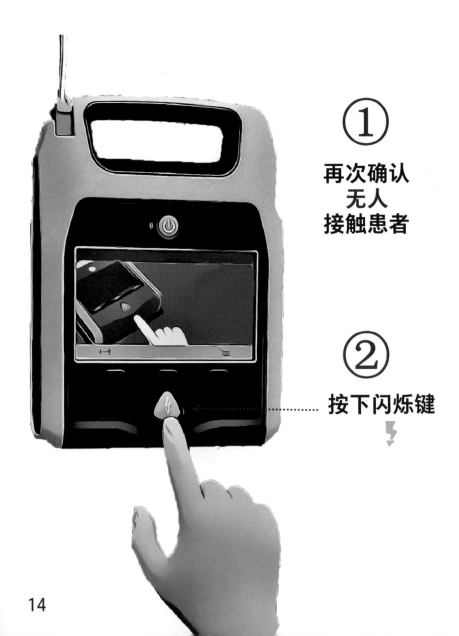

① 再次确认
无人
接触患者

② 按下闪烁键

14

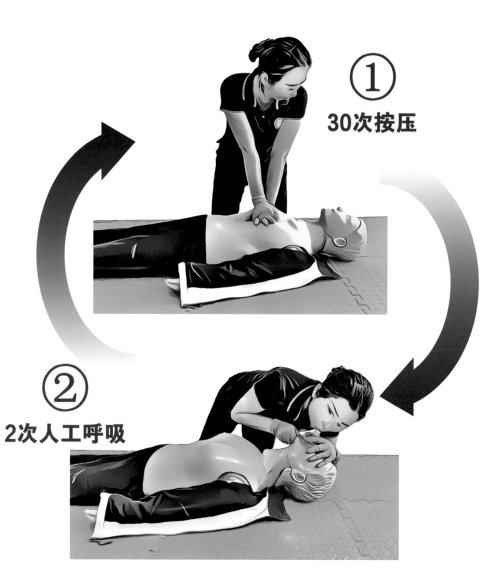

① 30次按压

② 2次人工呼吸

第三部分

拨打 120 急救电话

拨打 120 急救电话

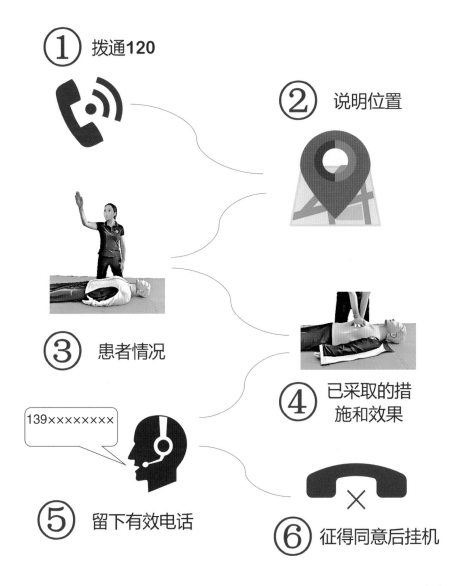

① 拨通120

② 说明位置

③ 患者情况

④ 已采取的措施和效果

139×××××××

⑤ 留下有效电话

⑥ 征得同意后挂机

17

第四部分

心脏骤停急救流程

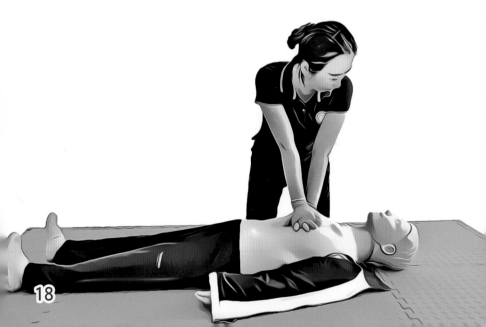

心脏骤停急救流程图★

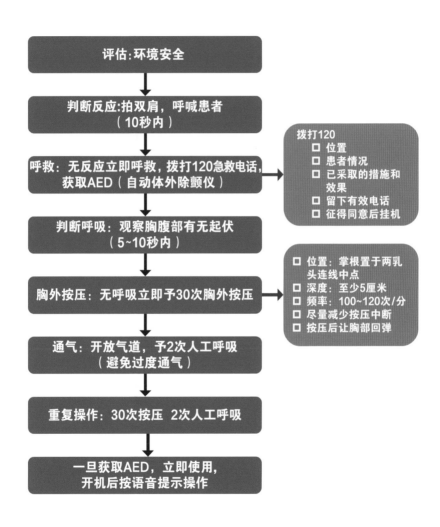

评估:环境安全

↓

判断反应:拍双肩，呼喊患者
（10秒内）

↓

呼救：无反应立即呼救，拨打120急救电话，
获取AED（自动体外除颤仪） →

拨打120
☐ 位置
☐ 患者情况
☐ 已采取的措施和
效果
☐ 留下有效电话
☐ 征得同意后挂机

↓

判断呼吸：观察胸腹部有无起伏
（5~10秒内）

↓

胸外按压：无呼吸立即予30次胸外按压 →

☐ 位置：掌根置于两乳
头连线中点
☐ 深度：至少5厘米
☐ 频率：100~120次/分
☐ 尽量减少按压中断
☐ 按压后让胸部回弹

↓

通气：开放气道，予2次人工呼吸
（避免过度通气）

↓

重复操作：30次按压 2次人工呼吸

↓

一旦获取AED，立即使用，
开机后按语音提示操作

★ http://m.120cq.com.cn/